Ezekiel O. Ijaopo

Agitação relacionada com a demência

Ezekiel O. Ijaopo

Agitação relacionada com a demência

ScienciaScripts

Imprint

Cover image: www.ingimage.com

This book is a translation from the original published under ISBN 978-620-2-08214-3.

Publisher:
Sciencia Scripts
is a trademark of
Dodo Books Indian Ocean Ltd. and OmniScriptum S.R.L publishing group

120 High Road, East Finchley, London, N2 9ED, United Kingdom
Str. Armeneasca 28/1, office 1, Chisinau MD-2012, Republic of Moldova, Europe
Printed at: see last page
ISBN: 978-620-7-97159-6

ÍNDICE DE CONTEÚDOS

Agradeço o apoio e a orientação dos Drs. Robert e Elizabeth Eilers da Drexel University College of Medicine (Graduate Research Program), Filadélfia, EUA, durante a redação da revisão. Um agradecimento especial vai também para o Sr. John Hudson da biblioteca Bell no Royal Wolverhampton NHS Trust, Wolverhampton, Reino Unido, pelo seu apoio com as referências. Finalmente, à minha querida esposa, Dra. Ruth Ijaopo, e aos meus dois filhos, agradeço o vosso apoio incomensurável e as vossas palavras de encorajamento em todos os momentos.

Sem surpresa, o tema da demência tem sido uma questão de saúde pública cada vez mais preocupante à medida que as pessoas vivem mais tempo. Segundo as estimativas do Relatório Mundial sobre Alzheimer de 2015, cerca de 46,8 milhões de pessoas em todo o mundo sofrem de demência. Prevê-se que estes números quase dupliquem a cada 20 anos, atingindo 74,7 milhões em 2030 e 131,5 milhões em 2050. A modalidade de tratamento da agitação e de outros sintomas comportamentais em doentes com demência tem sido um desafio. Há muitos anos que não existe nenhum medicamento aprovado pela FDA para o tratamento da agitação relacionada com a demência. Esta revisão discute os conhecimentos actuais sobre intervenções não farmacológicas e analisa os riscos e benefícios da terapia farmacológica na gestão da agitação relacionada com a demência, bem como fornece uma anedota da experiência clínica do autor. Este artigo tem como objetivo proporcionar uma oportunidade para aumentar a consciencialização dos clínicos, particularmente daqueles que não têm formação especializada em medicina de cuidados a idosos, mas que, de vez em quando, vêem doentes com demência com agitação e outros sintomas comportamentais. Do mesmo modo, espera-se que possa beneficiar os leitores de revistas médicas, actualizando os seus conhecimentos sobre questões relacionadas com a gestão da agitação relacionada com a demência.

Capítulo 1

INTRODUÇÃO

Devido ao aumento da longevidade, o número de pessoas a quem é diagnosticada demência está a aumentar. Só em 2015, prevê-se que sejam diagnosticados 9,9 milhões de novos casos de demência em todo o mundo, o que equivale a um novo caso de demência em cada 3,2 segundos.(1) O Relatório Mundial sobre Alzheimer de 2015 estima que cerca de 46,8 milhões de pessoas em todo o mundo sofram de demência. Prevê-se que estes números quase dupliquem a cada 20 anos, atingindo 74,7 milhões em 2030 e 131,5 milhões em 2050. Nos Estados Unidos da América, a Alzheimer's Association afirma que mais de 5 milhões de americanos sofrem de demência e, em 2050, estima-se que cerca de 16 milhões de americanos sofrerão de demência.(2)

Em 2015, o custo económico global da demência para a sociedade foi estimado em 818 mil milhões de dólares, prevendo-se que este valor aumente para um trilião de dólares até 2018.(1) Nos Estados Unidos, em 2010, o custo monetário anual por pessoa com demência variou entre 41 689 e 56 290 dólares.(3) A Associação Americana de Alzheimer afirma que os custos monetários atribuíveis apenas à demência foram de 172 mil milhões de dólares.(4)

Infelizmente, no decurso da doença, mais de 90% dos doentes com demência sofrem de problemas psiquiátricos ou comportamentais, normalmente designados por sintomas neuropsiquiátricos.(5, 6) Os sintomas neuropsiquiátricos nos doentes com demência incluem agitação, delírios, alucinações, disforia, ansiedade, agressividade, euforia, desinibição, irritabilidade/labilidade, apatia e atividade motora aberrante que inclui deambulação.(7, 8) A agitação é um dos sintomas neuropsiquiátricos mais frequentemente observados e está presente em até 70% dos doentes com demência.(9-11) Um estudo observacional longitudinal realizado em lares de idosos holandeses, em que 372 residentes com demência foram acompanhados durante 3,5 anos (2007-2011) para avaliar a prevalência e a evolução dos sintomas exibidos durante a doença de demência, desde a admissão na instituição de cuidados até à morte, revelou que a agitação é o sintoma prevalente mais comum, representando até 71%.(12) A agitação pode ser descrita como um comportamento inquieto ou acções físicas e verbais impróprias que podem causar problemas aos familiares, prestadores de cuidados e outros utilizadores dos serviços. Muito frequentemente, está associada à sobrecarga dos cuidadores, o que resulta em burnout.(13) Do mesmo modo, a agitação num residente pode desencadear agitação nos outros residentes.(14)

O tratamento recomendado para a agitação relacionada com a demência e outros sintomas comportamentais envolve intervenções terapêuticas medicamentosas e não medicamentosas. As Sociedades Americana (incluindo as Associações Americanas de Psiquiatria Geriátrica), Britânica e Canadiana de Geriatria recomendam as intervenções não farmacológicas como a abordagem de primeira escolha no tratamento da agitação relacionada com a demência. No entanto, em situações de emergência, quando a abordagem não medicamentosa não é viável devido a um perigo iminente para a segurança do doente, recomenda-se a terapia medicamentosa como intervenção de tratamento de primeira linha. No entanto, passados muitos anos, ainda não existe uma terapêutica medicamentosa aprovada pela FDA para o tratamento da agitação relacionada com a demência. Esta revisão discute os conhecimentos actuais sobre intervenções não farmacológicas e analisa os riscos e benefícios associados à terapêutica farmacológica no tratamento da agitação relacionada com a demência, além de apresentar uma experiência clínica anedótica do autor.

Capítulo 2

MÉTODOS

Foi efectuada uma pesquisa informática em bases de dados, incluindo PubMed, MEDLINE, CINAHL, PsycInfo e EMBASE, para identificar estudos em revistas com revisão por pares publicados nos últimos doze anos, de janeiro de 2005 a março de 2017. Os termos de pesquisa utilizados foram: tratamento da agitação na demência, tratamento medicamentoso/farmacoterapia e tratamento/intervenções não farmacológicas, gestão do comportamento neuropsiquiátrico na demência (porque alguns estudos incluíram a agitação como parte do comportamento neuropsiquiátrico). Foram incluídas para revisão revisões sistemáticas, meta-análises e ensaios aleatórios (de tratamentos farmacológicos e não farmacológicos). Da mesma forma, foram revistas as diretrizes práticas para a agitação relacionada com a demência. Foi também efectuada uma pesquisa manual de referências adicionais entre as referências encontradas nas bases de dados. O site Clinical trials.gov também foi revisto para detetar ensaios concluídos e em curso relacionados com o tratamento da agitação na demência. Apenas os estudos realizados em língua inglesa foram preferencialmente analisados. A síntese dos dados e as recomendações desta revisão provêm da evidência disponível obtida a partir dos estudos analisados e da experiência clínica anedótica do autor.

Capítulo 3

INTERVENÇÕES NÃO MEDICAMENTOSAS

As preocupações crescentes com a eficácia e os efeitos secundários da terapêutica medicamentosa levaram a que se privilegiassem as intervenções não medicamentosas como abordagem de tratamento de primeira linha.

O NICE UK, em consonância com a Associação Americana e Canadiana de Psiquiatria Geriátrica, bem como com a Associação Europeia de Psiquiatria Geriátrica (EAGP), recomenda que a abordagem inicial de tratamento para as pessoas que sofrem de agitação em todos os tipos e gravidades de demência sejam as intervenções não medicamentosas.(15)

Esta abordagem inclui intervenções simples e complexas que são mais frequentemente combinadas e fornecidas aos doentes numa abordagem de cuidados centrados na pessoa. Exemplos destas intervenções incluem estimulação multissensorial, aromaterapia, musicoterapia, terapia cognitivo-comportamental, terapia assistida por animais, terapia electroconvulsiva (ECT) e exercícios físicos. Estas intervenções não farmacológicas estão a ser cada vez mais reconhecidas a nível mundial como as partes cruciais dos cuidados abrangentes da demência devido aos seus menores riscos em comparação com o tratamento farmacológico. No entanto, sem entusiasmo, as provas disponíveis ainda mostram que as intervenções não farmacológicas eficazes não foram amplamente adoptadas pela prática clínica do mundo real e pelo padrão de cuidados.(10, 16-19) Kales et al.

recomendam uma estratégia não farmacológica denominada abordagem DICE para ser utilizada como base para a integração de intervenções não farmacológicas e farmacológicas nos contextos clínicos do mundo real.(17) A abordagem DICE, que compreende Descrever, Investigar, Criar e Avaliar, é essencialmente uma abordagem centrada no doente/cuidador que descreve passos sequenciais para avaliações exaustivas que ajudam a gerir os sintomas neuropsiquiátricos da demência. Kales et al. afirmam que o modelo DICE proporcionará aos médicos uma abordagem de tratamento eficiente e bem planeada quando integrado na prática clínica. Outro modelo denominado Modelo Interdisciplinar Orientado para Avaliação e Tratamento de Sintomas Neuropsiquiátricos (TIME) foi descrito por Lichtwarck et al. como um programa de intervenção multicomponente frequentemente utilizado por médicos e pessoal de lares de idosos (na Noruega) para avaliar e tratar sintomas comportamentais e psicológicos de demência ou outras perturbações complexas.(20) O modelo TIME consiste em três fases interligadas de registo e avaliação; uma fase de reflexão orientada; e uma fase de ação e avaliação. Estas fases foram extraídas dos conceitos da terapia cognitivo-comportamental e devem ser adaptadas ao paciente individual. Em 2016, Lichtwarck et al, publicaram um protocolo de estudo sobre o ensaio TIME de 3 meses proposto para ter lugar em 30 lares de idosos (na Noruega) envolvendo 168 residentes com elevado grau de agitação relacionada com a demência, de modo a avaliar a eficácia da implementação do modelo TIME e o seu processo de implementação pelos funcionários e a nível organizacional. Os autores acreditam que o resultado do modelo de intervenção TIME pode tornar-se um modelo baseado na evidência que melhorará a avaliação e o tratamento da agitação e de outros sintomas neuropsiquiátricos em doentes com demência.

Só na última década, foram publicados numerosos estudos (Lin et al.; Blythe et al.; Cooke et al.; Cohen-Mansfield et al.; Rapp et al.; van der Ploeg et al.; Jutkowitz et al.; Van Vracem et al.; Abraha et al.) que descrevem a eficácia das intervenções não farmacológicas na prevenção e tratamento da agitação relacionada com a demência.(21-29)

Hawranik et al. e Woods et al. descrevem a utilidade potencial do toque terapêutico como tendo um papel positivo significativo na gestão da agitação relacionada com a demência e outros sintomas comportamentais(30, 31). A combinação do toque terapêutico com acupressão e intervenções psicossociais utilizando actividades Montessori também registou resultados positivos na redução da agitação em residentes com demência.(32) A audição de música familiar demonstrou uma eficácia significativa na redução da agitação e de outros sintomas comportamentais e psiquiátricos relacionados em doentes com demência moderada a grave.(33, 34) Também se provou que o programa de actividades adaptadas às capacidades individuais dos doentes com demência tem benefícios clínicos significativos na redução da agitação.(35) Gitlin et al. acrescentam que a formação em actividades adaptadas ministrada às famílias/cuidadores também resulta em efeitos benéficos que reduzem a carga do cuidador e melhoram as suas competências, entre outros benefícios.(35)

Convencionalmente, há muito que se acredita que a alfazema tem algumas propriedades terapêuticas e curativas. Estudos neurofisiológicos e em animais, segundo Koulivand et al.(36), indicam que o óleo de alfazema pode ter alguma eficácia no tratamento de várias perturbações neurológicas devido às suas propriedades ansiolíticas, sedativas e neuroprotectoras. Durante esse intervalo, O'Connor et al. realizaram um ensaio aleatório simples-cego cruzado de óleo de alfazema a 30%, fisiologicamente ativo e de elevada pureza, aplicado por via dérmica, versus um óleo de controlo inativo em 64 residentes de lares de idosos com comportamentos fisicamente agitados frequentes.(37) Concluíram que, apesar das suas propriedades sedativas e ansiolíticas, o óleo de alfazema não mostrou qualquer vantagem significativa em relação ao óleo de controlo e não demonstrou qualquer evidência na redução do comportamento de agitação em doentes com demência.

Além disso, em 2014, Livingston et al. efectuaram uma revisão sistemática de 160 estudos que investigaram intervenções não farmacológicas para a agitação em pessoas com demência com mais de 50 anos de idade em instalações de cuidados.(18) Relataram que o envolvimento de doentes com demência agitada em várias actividades, incluindo musicoterapia e intervenções sensoriais (massagem, toque terapêutico e estimulação multissensorial), pode ajudar a reduzir a agitação ligeira a moderada no imediato, mas não teve benefícios significativos a longo prazo, nem efeitos benéficos nos sintomas de agitação grave. No entanto, os prestadores de cuidados treinados e supervisionados em comunicação ou em competências centradas na pessoa demonstraram melhorias imediatas na agitação grave, com efeitos que duram até 6 meses. Pelo contrário, a terapia com luz (30-60 minutos diários de exposição a luz brilhante) e as intervenções de aromaterapia não registaram qualquer evidência de benefício na redução da agitação.

Entretanto, uma vez que a agitação nos doentes com demência pode dever-se a outras causas, a concentração no alívio da dor e dos problemas de perturbação do sono, bem como a interrupção de medicamentos inadequados, podem ajudar significativamente a gerir os sintomas comportamentais relacionados com a demência.(38) Da mesma forma, lidar com as necessidades hipotéticas não satisfeitas dos doentes com demência desempenha um papel notável na gestão dos sintomas relacionados com a agitação na demência.(22) Este último ponto foi ainda reforçado por Jacobson et al. que demonstraram que os programas de intervenção específicos para os doentes, que visam abordar as necessidades não satisfeitas, têm provas dadas na redução da agitação nos doentes com demência.(10)

Abraha et al., em 2017, apresentam uma panorâmica das intervenções não farmacológicas para sintomas comportamentais e psicológicos na demência através de uma panorâmica sistemática de 38 revisões sistemáticas e 142 estudos primários que incluem diferentes categorias de intervenções não farmacológicas.(21) Estudaram várias intervenções de estimulação sensorial *[acupunctura, aromaterapia, massagem terapêutica, terapia da luz, intervenção no jardim sensorial, estimulação cognitiva, terapia da música/canto e dança, snoezelen e terapia de estimulação eléctrica nervosa transcutânea (TENS)];* com intervenções cognitivas/emocionais; técnica de gestão comportamental; e outras intervenções, incluindo terapia de exercício, terapia com animais de estimação e unidade de cuidados especiais. Abraha et al. verificaram que a musicoterapia é a única intervenção sensorial não farmacológica eficaz que reduz a agitação em doentes com demência. Este achado é corroborado por outros estudos anteriores (Ray e Mittelman; Ridder et al.; Sung e Chang) que demonstraram efeitos benéficos significativos da musicoterapia na redução dos sintomas de agitação em doentes com demência.(14, 34, 39) Entretanto, noutro estudo aleatório realizado por Vink et al. comparando os efeitos da musicoterapia com actividades gerais diurnas na agitação em 77 pessoas com demência residentes em lares de idosos, afirmaram que tanto a musicoterapia como as actividades recreativas apenas resultaram numa diminuição a curto prazo da agitação, e que a musicoterapia não mostrou quaisquer efeitos benéficos adicionais em relação às actividades gerais.(40)

Uma análise mais aprofundada efectuada por Abraha et al. afirma que algumas técnicas de gestão comportamental destinadas a melhorar as capacidades de comunicação do pessoal, a formação formal dos prestadores de cuidados e o mapeamento da demência foram eficazes na redução da agitação.(21) No entanto, intervenções como o exercício físico e a terapia com animais de estimação não revelaram quaisquer efeitos benéficos nos sintomas comportamentais e psicológicos dos doentes com demência. Entretanto, em sentido oposto, uma revisão sistemática e meta-análise de dezanove estudos realizada por Jutkowitz et al. para avaliar a eficácia de intervenções não farmacológicas selecionadas para a prestação de cuidados, incluindo a formação do pessoal, modelos de prestação de cuidados e alterações ambientais, na redução da agitação e da agressão em residentes de lares de idosos com demência, não encontrou provas suficientes de que as técnicas de gestão comportamental sejam mais eficazes do que os cuidados habituais na melhoria da agitação e da agressão em doentes com demência.(26)

Ao avaliar a segurança da terapia electroconvulsiva (ECT), Acharya et al. analisaram 23 indivíduos que fizeram doze cursos de ECT para tratar os seus sintomas de agitação e agressão.(9) Referem que a utilização de medicamentos antipsicóticos para os sintomas de agitação e agressão foi significativamente reduzida durante o período de tratamento com ECT. Acharya et al. sugerem que a ECT pode ser considerada um tratamento adequado, seguro e eficaz para alguns pacientes com demência cujos distúrbios comportamentais não respondem às intervenções não farmacológicas padrão e à farmacoterapia, ou não são capazes de tolerar esta última.(9)

Noutro estudo experimental, Yang et al. avaliaram a eficácia da aromacupressão e da aromaterapia no tratamento da agitação relacionada com a demência.(11) Embora a agitação tenha melhorado em ambos os grupos, a aromacupressão mostrou um efeito melhor do que a aromaterapia na redução da agitação em doentes com demência. Os autores recomendam a realização de estudos futuros para explorar melhor os benefícios da aroma-acupressão e da aromaterapia no tratamento da agitação em doentes com demência.

Vários outros estudos discutiram várias conclusões positivas que promovem a segurança e a eficácia de abordagens não farmacológicas para melhorar as agitações relacionadas com a demência em instituições de cuidados.(8, 19, 41) No entanto, uma revisão recente de Abraha et al. que analisa três estudos de conceção diferente, envolvendo 144 pessoas com demência, avaliando se a intervenção da terapia de presença simulada (SPT), que utiliza gravações de vídeo ou de áudio de membros da família reproduzidas para a pessoa com demência, ajuda a reduzir a agitação e os sintomas de angústia.(42) Concluíram que não existem provas suficientes para acreditar que a intervenção SPT tem uma eficácia significativa no tratamento dos sintomas comportamentais e psiquiátricos dos doentes com demência.

Apesar da recomendação geral da abordagem não medicamentosa como primeira escolha no tratamento da agitação relacionada com a demência e das evidências disponíveis que apoiam algumas delas, um estudo de inquérito realizado por Cohen-Mansfield et al. em lares de idosos israelitas, para examinar a prática atual dos médicos no tratamento da agitação relacionada com a demência e para verificar a sua familiaridade com a utilização de intervenções não farmacológicas, mostrou que 92,5% dos médicos prescreviam medicamentos psicotrópicos para tratar a agitação.(43) É surpreendente que os 67 médicos estudados mostrem baixos níveis de familiaridade com a utilização de intervenções não farmacológicas. Mais ainda, como seria de prever, os médicos sem especialidade em geriatria apresentam níveis mais elevados de desconhecimento das intervenções não farmacológicas.

Dito isto, as intervenções não medicamentosas não estão isentas de desafios. Por vezes, são mais difíceis de realizar e podem levar mais tempo a serem eficazes. Além disso, são mais adaptadas às necessidades clínicas individuais. Não é de admirar que a sua adoção como tratamentos preferenciais para a agitação e os sintomas neuropsiquiátricos relacionados com a demência continue a ser limitada nos contextos clínicos do mundo real. Além disso, apesar de a maior parte das provas de intervenções não farmacológicas disponíveis na literatura mostrarem uma boa eficácia nas fases iniciais e intermédias da demência, ainda não é claro se essas intervenções são eficazes nas fases mais avançadas da demência.(44)

Por último, é importante notar que a agitação pode ocorrer como um sintoma de fim de vida em pessoas com demência avançada. O site Eapcnet.eu discute a abordagem dos cuidados paliativos para gerir os sintomas comportamentais e psicológicos da demência (BPSD), que podem incluir comportamentos de agitação que desafiam os prestadores de cuidados ou que são angustiantes para o doente.(45) Nestas situações, recomendam que se obtenha a opinião de geriatras ou de especialistas em cuidados de demência/cuidados paliativos. desenvolveram ainda mais as recomendações da Associação Europeia de Cuidados Paliativos (EAPC) e forneceram um quadro de orientação para a prática clínica, a investigação e as políticas.(46) Para reforçar ainda mais a necessidade de uma abordagem de cuidados paliativos na gestão dos sintomas de agitação na demência avançada, Hendriks et al., em 2014, analisaram as qualidades de vida de 330 residentes de lares de idosos com demência que se encontravam na sua última semana de vida e descobriram que 35% deles apresentavam sintomas de agitação.(47)

Capítulo 4

RISCOS E BENEFÍCIOS DAS INTERVENÇÕES MEDICAMENTOSAS

Muitas vezes, não é raro os médicos recorrerem à terapia medicamentosa para tratar a agitação relacionada com a demência e outros sintomas neuropsiquiátricos (NPS). São frequentemente utilizados vários medicamentos, incluindo neurolépticos, antidepressivos, sedativos/hipnóticos e ansiolíticos, entre outros. Embora ainda não exista um tratamento medicamentoso aprovado pela FDA para a agitação relacionada com a demência, esta emitiu vários avisos de caixa negra relativos ao aumento do risco de acidente vascular cerebral e de mortalidade associado à utilização de alguns medicamentos (nomeadamente antipsicóticos) em doentes idosos com demência(48, 49).

Ballard et al. realizaram um ensaio aleatório em cinco áreas na Grã-Bretanha, para examinar doentes com demência que começaram a tomar neurolépticos a longo prazo (pelo menos 3 meses) para controlo dos sintomas neuropsiquiátricos.(5) Avaliaram se os neurolépticos afectam a função cognitiva e outros resultados, e determinaram se a interrupção dos neurolépticos estava relacionada com uma exacerbação dos sintomas neuropsiquiátricos. Ballard et al. referem que a interrupção dos neurolépticos na maioria dos doentes com doença de Alzheimer conduziu a uma melhoria mensurável do estado cognitivo e funcional, sem efeitos nocivos significativos.(5) Um ano mais tarde, em 2009, Rappaport et al. efectuaram um estudo aleatório, em dupla ocultação e controlado por placebo sobre a tolerabilidade do aripiprazol intramuscular em 129 doentes agudamente agitados com doença de Alzheimer, demência vascular ou mista em 16 centros nos EUA.(50) As exacerbações agudas moderadas a graves do comportamento agitado foram definidas utilizando as pontuações da Positive and Negative Syndrome Scale-Excited Component (PEC), e foram efectuadas análises de eficácia para a PEC, Agitation-Calmness Evaluation Scale (ACES), Clinical Global Impressions-Severity of Illness (CGI-S) e Clinical Global Impressions-Improvement (CGI-I). Os autores concluíram que um total de 10 mg ou 15 mg de aripiprazol intramuscular administrado em doses divididas mostrou uma boa tolerabilidade global e melhorias notáveis na agitação associada à demência de Alzheimer, vascular ou mista. Do mesmo modo, outro estudo de Seitz et al. sobre vários antipsicóticos atípicos (risperidona, olanzapina e aripiprazol) demonstrou uma boa evidência na gestão dos sintomas neuropsiquiátricos dos doentes com demência.(51) Mas Seitz et al. recomendam que a abordagem de intervenções não farmacológicas seguras e eficazes deve ser considerada antes do tratamento com antipsicóticos e outros fármacos devido aos efeitos adversos angustiantes.(51) Schneider et al. demonstraram que os antipsicóticos atípicos estão associados a um risco acrescido de morte, com um rácio de probabilidades de 1,54.(52) Do mesmo modo, um estudo observacional efectuado por Gill et al. encontrou um risco acrescido de mortalidade com a utilização de antipsicóticos.(53) Existem também evidências de um risco acrescido de eventos cerebrovasculares graves associados à utilização de antipsicóticos.(54) Outros efeitos adversos comuns que também devem ser monitorizados durante o tratamento com antipsicóticos atípicos incluem o aumento de quedas e lesões relacionadas com quedas, como fracturas da anca.(55) Na maioria das vezes, estes riscos ocorrem logo após o início do tratamento com antipsicóticos, embora se argumente que a terapêutica crónica também está associada a riscos acrescidos.(5, 44)

Num estudo prospetivo de 12 semanas que envolveu dezasseis doentes com doença de Alzheimer (DA) com agitação significativa, realizado por Cakir e Kulaksizoglu, considerou-se que a mirtazapina tem alguma eficácia no tratamento da agitação relacionada com a DA. Foram relatados no estudo efeitos secundários ligeiros, tais como sedação, dor de cabeça, aumento do apetite e hipotensão ligeira relacionados com a mirtazapina.(56) Comparativamente, o estudo de Wang et al. com vinte e dois doentes de lares de idosos e residentes na comunidade com provável doença de Alzheimer que apresentavam agitação e agressividade, aleatorizados para um estudo de 8 semanas num único local de placebo vs. prazosina, concluiu que a prazosina comparou a agitação com a agitação e a agressividade. (57) Observaram que a prazosina foi bem tolerada pelos participantes e muito raramente associada a sedação, que é um dos efeitos secundários preocupantes dos neurolépticos.

O donepezil e a memantina são frequentemente utilizados nos sintomas ligeiros a moderados e moderados a graves da doença de Alzheimer, respetivamente. Os seus papéis como monoterapias na gestão dos sintomas comportamentais e psicológicos da demência (BPSD), dentro das suas indicações licenciadas, foram comparados numa revisão sistémica e num estudo meta-analítico realizado por Lockhart et al.(58) Lockhart et al. analisaram seis ensaios aleatórios controlados de monoterapia (4 de donepezil e 2 de memantina) e os resultados mostraram que a monoterapia com donepezil, dentro da sua indicação licenciada, é significativamente mais eficaz do que o placebo no alívio dos BPSD. Por outro lado, a monoterapia com memantina, dentro da sua indicação licenciada, não mostrou qualquer vantagem estatisticamente significativa em relação ao placebo no controlo da DSPB. Os resultados de Fox et al. também reforçaram a afirmação de que a memantina não tem uma vantagem significativa sobre o placebo na melhoria da agitação em pessoas com demência moderada a grave.(59) Explorando ainda mais a eficácia da memantina, Herrmann et al. organizaram em 2013 um ensaio aleatório, em dupla ocultação e controlado por placebo em 369 doentes com DA moderada a grave durante 24 semanas para avaliar a eficácia da memantina em relação ao placebo na redução da agitação e dos sintomas relacionados com a agressão.(60) Vários testes padronizados (ver apêndice) utilizados para medir o resultado não mostraram qualquer benefício estatisticamente significativo da memantina em relação ao placebo na redução dos sintomas de agitação e agressão na DA moderada a grave. Contrariamente, Li et al., em 2016, afirmam que o tratamento com memantina tem efeitos benéficos nos sintomas neuropsiquiátricos de doentes com a forma moderada a grave da demência frontotemporal variante comportamental (DFTB), após a realização de um ensaio clínico aberto e auto-controlado de seis meses em 42 doentes em ambulatório.(61) Os doentes foram tratados com 20 mg de memantina diariamente (tal como no caso de Herrmann et al.) durante seis meses. As pontuações dos testes neuropsiquiátricos padronizados utilizados para comparar as suas pontuações de base com as pontuações finais após seis meses de tratamento relataram melhorias muito superiores à memantina em doentes com DvFTD moderada a grave, mas não encontraram efeitos benéficos da função cognitiva e dos sintomas comportamentais em doentes com DvFTD ligeira. Obviamente, o relatório do estudo tem de ser interpretado com cuidado, uma vez que a possibilidade de resolução espontânea dos sintomas poderia alterar os dados, resultando numa melhoria estatisticamente significativa nos doentes com BvFTD moderada a grave. Também é possível que a ausência de efeitos benéficos em doentes com DFTB ligeira possa estar relacionada com questões de adesão, particularmente se os doentes não se sentirem demasiado mal para justificar a necessidade de adesão ao tratamento durante um período de seis meses. Mais importante ainda, como afirmam os autores, o baixo poder do estudo também explica porque é que se deve ter cuidado extra ao aplicar os resultados do ensaio à prática clínica.

Noutro estudo, um medicamento chamado mibampator (um potenciador dos receptores AMPA) foi estudado em comparação com o tratamento com placebo em 132 doentes com DA com agitação e agressividade, que foram aleatorizados para 12 semanas de tratamento em dupla ocultação.(62) Os resultados do ensaio não mostram qualquer evidência de vantagem do mibampator em relação ao placebo no tratamento da agitação e agressividade em doentes com DA

Além disso, em 2014, Porsteinsson et al. realizaram um ensaio aleatório em dupla ocultação de 9 semanas em 186 doentes com provável doença de Alzheimer com agitação em 8 centros académicos no Canadá e nos Estados Unidos.(49) Descobriram que, entre os doentes com provável agitação relacionada com a doença de Alzheimer que estavam a receber intervenção psicossocial, a adição de citalopram em comparação com placebo conduz a uma redução significativa da agitação. No entanto, a dosagem de citalopram pode ter de ser limitada a 30 mg por dia devido ao agravamento da cognição e aos efeitos adversos cardíacos preocupantes (prolongamento do intervalo QTc) registados nos doentes. Porsteinsson et al. concluem que as provas disponíveis para avaliar a eficácia do citalopram em doses mais baixas no tratamento da agitação são insuficientes. No entanto, no início de 2012, a FDA (Food and Drug Administration) actualizou os seus avisos de segurança de que o citalopram estava associado a um risco dependente da dose de prolongamento do intervalo QT que pode causar Torsade de Pointes, taquicardia ventricular e morte súbita.(48) Aconselharam a restrição da dose com uma dose máxima recomendada de 20 mg por dia para doentes com mais de 60 anos, com problemas hepáticos ou a tomar outros medicamentos (inibidor do CYP2C19) que podem aumentar os níveis sanguíneos de citalopram. Os dados do estudo de Drye et al. 2014 reforçam o aviso da FDA contra a utilização de doses mais elevadas de citalopram em pessoas com mais de 60 anos e referem que o citalopram, na dose de 30 mg/dia, reduz a agitação em doentes com doença de Alzheimer, mas também causa efeitos cognitivos preocupantes e prolongamento do intervalo QT. (63)

Outro estudo realizado em 2016 por Ho et al. comparou a relação entre a exposição aos enantiómeros (R) e (S)-citalopram e explorou a sua resposta terapêutica nos comportamentos de agitação na população idosa com DA.(64) A sua análise mostrou evidências de que o (S)-citalopram (escitalopram) é mais eficaz do que o (R)-citalopram no tratamento da agitação em idosos com DA. Além disso, a exposição ao (R)-citalopram revelou uma associação de mais efeitos adversos em comparação com a exposição ao (S)-citalopram, o que estabeleceu um benefício terapêutico significativo e uma melhor escolha do que o citalopram racémico (R).

Entretanto, num ensaio clínico aleatório de 10 semanas, controlado por placebo, Cummings et al. estudaram 220 prováveis doentes com DA com agitação para avaliar a eficácia, segurança e tolerabilidade do sulfato de dextrometorfano-quinidina.(65) A combinação do tratamento com dextrometorfano-quinidina, em comparação com o placebo, demonstrou uma eficácia clinicamente relevante no controlo da agitação e foi também considerada geralmente bem tolerada. Embora tenham sido notificados alguns eventos adversos, incluindo quedas, diarreia e infecções do trato urinário, com o tratamento com dextrometorfano-quinidina, não se verificou, no entanto, qualquer comprometimento cognitivo associado, sedação ou prolongamento do intervalo QTc clinicamente significativo.

É bom notar que vários ensaios clínicos em curso estão a centrar-se em novos medicamentos para tratar a agitação na população com demência. Entre estes, encontra-se o ensaio clínico da Intra-Cellular Therapies, Inc., que está a realizar um ensaio clínico de Fase 3 multicêntrico, aleatório, em dupla ocultação e controlado por placebo sobre o ITI-007-201 para avaliar a eficácia, a segurança e a tolerabilidade do ITI-007 em doentes com um diagnóstico clínico de provável DA com agitação clinicamente significativa. (66) O estudo prevê a inscrição de 360 indivíduos que serão aleatoriamente designados para receber um curso de um mês de 9 mg/d de ITI-007 contra placebo.(66) Do mesmo modo, a Universidade de Sussex, no Reino Unido, está a realizar um ensaio clínico de fase 3 sobre a utilização de mirtazapina ou carbamazepina para a agitação na demência (SYMBAD).(67) Os autores pretendem avaliar se a mirtazapina ou a carbamazepina são mais eficazes do que o placebo no tratamento da agitação em pessoas com demência. O ensaio avaliará a segurança, a eficácia clínica e económica de cada tratamento durante 12 semanas e seguirá os participantes até um ano.(67)

Está também em curso um estudo de fase 3, multicêntrico, aleatório, em dupla ocultação e controlado por placebo, realizado pela Avanir Pharmaceuticals.(68) O ensaio tem por objetivo avaliar a eficácia, segurança e tolerabilidade do AVP-786 (Deuterated [d6]- Dextromethorphan Hydrobromide [d6-DM]/Quinidine Sulfate [Q]) para o tratamento da agitação em doentes com demência do tipo Alzheimer.(68) A Otsuka Pharmaceutical Co, Ltd. está também a realizar um ensaio de fase 3 para avaliar a eficácia, a dose-resposta e a segurança do aripiprazol a 2, 3 e 6 mg/dia em comparação com placebo em doentes com agitação associada à DA.(69) Entretanto, o estudo de fase 2 da Acadia Pharmaceuticals Inc. está a avaliar a eficácia da pimavanserina em comparação com placebo após 12 semanas de tratamento para a agitação e a agressividade na DA. (70)

Quando estiverem concluídos, estes estudos em curso permitirão obter um equilíbrio entre a eficácia e a segurança dos medicamentos utilizados no tratamento da agitação relacionada com a demência e de outros sintomas neuropsiquiátricos.

Capítulo 5

ANEDOTA DE EXPERIÊNCIA CLÍNICA

Nos últimos três anos, registámos um aumento do número de doentes com demência admitidos na nossa unidade. Recentemente, tivemos de lidar com uma situação clínica que aparentemente estimulou a necessidade de escrever esta revisão. A intenção é aumentar a consciencialização dos colegas clínicos/médicos e, também, esperar que os cuidadores e familiares dos doentes com demência que lêem as revistas médicas fiquem mais bem informados.

Uma mulher idosa e frágil, maioritariamente acamada, proveniente de um lar de idosos, foi admitida na nossa unidade. Tinha antecedentes de demência frontotemporal e de acidente vascular cerebral prévio. A sua família referiu que ela ficava frequentemente agitada sempre que tinha exacerbações de dores artríticas ou infecções (particularmente infeção urinária). No entanto, devido ao aumento da frequência de sintomas de agitação e agressividade no lar, foi reavaliada pela equipa de psiquiatria da comunidade e iniciou tratamento com quetiapina. Após uma revisão subsequente por esta equipa, foi-lhe acrescentada risperidona à medicação devido à ausência de melhoria dos sintomas. A adição de risperidona tornou-a demasiado sonolenta na maior parte do dia e, segundo a família, a sua ingestão oral tornou-se muito fraca.

Infelizmente, em pouco mais de seis meses a tomar a combinação de quetiapina e risperidona, sofreu outro AVC isquémico grave e começou a receber cuidados de fim de vida no mesmo lar de idosos. Nessa altura, todos os seus medicamentos activos foram suspensos, incluindo os antipsicóticos (risperidona e quetiapina). Surpreendentemente, recuperou espontaneamente ao fim de algumas semanas e a sua ingestão oral começou a melhorar nessa altura. No entanto, cerca de dois meses após a recuperação, voltou a tomar os seus medicamentos habituais, incluindo os antipsicóticos. Mais uma vez, começou a ficar sonolenta na maioria das alturas do dia e a ingestão oral piorou devido à sonolência. Não admira que tenha dado entrada na nossa unidade com lesão renal aguda devido a desidratação grave e também com pneumonia por aspiração. Durante o período de uma semana de internamento na nossa unidade, a medicação antipsicótica foi suspensa e a doente foi reidratada e tratada de uma provável pneumonia por aspiração. A sua ingestão oral melhorou significativamente e em nenhum momento esteve agitada ou agressiva durante o período de internamento na nossa unidade. Aquando da alta, discuti com os familiares mais próximos da doente a necessidade de suspender a risperidona e a quetiapina, uma vez que estes medicamentos já não estavam indicados para a doente. Também enviei uma nota à equipa de psiquiatria para a informar do plano acima referido e solicitei o seu acompanhamento.

No caso acima descrito, é discutível se os medicamentos antipsicóticos foram ou não a causa do seu segundo AVC ou se talvez tenham contribuído para a sua ocorrência. Além disso, a desidratação e a provável pneumonia por aspiração podem estar relacionadas com os efeitos sedativos excessivos dos medicamentos antipsicóticos. Também não é claro qual a formação que o pessoal do lar de idosos tinha para cuidar de doentes com demência em geral e qual a abordagem não farmacológica recomendada pela equipa de psiquiatria antes do início dos medicamentos antipsicóticos cuja eficácia era questionável e com efeitos adversos comprovados?Não é de surpreender que van der Ploeg et al., na sua investigação em 17 centros de cuidados para idosos no sudeste de Melbourne, na Austrália, tenham relatado que as intervenções não farmacológicas raramente são implementadas em centros de cuidados para idosos, apesar dos seus efeitos benéficos comprovados para os doentes agitados.(71) Citaram a falta de tempo dos funcionários como a principal razão para a fraca implementação de intervenções não farmacológicas. Infelizmente, a razão acima referida também se pode aplicar aos hospitais, explicando a razão pela qual muitos clínicos têm um limiar baixo para iniciar o tratamento medicamentoso à mínima apresentação de agitação por parte dos doentes com demência, não tendo paciência para adotar a abordagem não farmacológica como primeira linha de intervenções terapêuticas. Alguns clínicos chegam mesmo a iniciar doentes com demência com história prévia de agitação ou outros sintomas neuropsiquiátricos com antipsicóticos e/ou ansiolíticos/hipnóticos de longa duração como tratamento de manutenção, ignorando os vários avisos da FDA e as recomendações de muitas associações de sociedades de geriatria e psiquiatria que aconselham uma utilização cuidadosa das intervenções medicamentosas.

Capítulo 6

CONCLUSÃO

Como a demência está a tornar-se cada vez mais prevalente nos dias de hoje, infelizmente, o tratamento da agitação relacionada com a demência e de outros sintomas comportamentais tem sido um desafio. Todas as potenciais intervenções de tratamento farmacológico apresentam riscos, bem como preocupações quanto à sua eficácia. Algumas farmacoterapias de eficácia comprovada, como o dextrometorfano-quinidina, não estão isentas de problemas de segurança. Do mesmo modo, a gestão não farmacológica, que é a abordagem de tratamento de primeira linha aceite, pode também não ser eficaz na gestão da agitação grave e de outros sintomas comportamentais em todos os doentes com demência.

Serão necessários estudos futuros para explorar a eficácia das intervenções não farmacológicas e da abordagem dos cuidados paliativos na demência avançada, bem como para determinar a segurança, a tolerabilidade e a eficácia do tratamento medicamentoso na gestão dos sintomas neuropsiquiátricos da demência.

Esta revisão oferece uma oportunidade para aumentar o conhecimento e a sensibilização para as intervenções não farmacológicas entre os médicos, especialmente os clínicos sem formação especializada em medicina geriátrica, mas que vêem ocasionalmente doentes com demência com agitação e outros sintomas comportamentais. Do mesmo modo

Espera-se que este livro seja útil a todos os leitores de ciências médicas para actualizarem os seus conhecimentos sobre questões relacionadas com a gestão da agitação relacionada com a demência.

QUADRO 1: RESUMO DOS ESTUDOS SOBRE INTERVENÇÕES NÃO MEDICAMENTOSAS PARA GERIR A AGITAÇÃO E OS SINTOMAS COMPORTAMENTAIS DA DEMÊNCIA

Artigo	Participantes / Estudos	Intervenção(ões)	Duração	Resultado
Hawranik *et al.* (2008)	51 Participantes	Toque Terapêutico (TT) versus Cuidados Usuais (CU).	2 semanas	Após 5 dias após as intervenções, ambos os grupos (TT e UC) mostraram melhorias tanto nos comportamentos fisicamente agressivos (%2 = 24,53, $p < .001$) como nos comportamentos fisicamente não agressivos (%2 = 28,18, $p < .0001$). No entanto, tanto os comportamentos fisicamente agressivos como os não agressivos aumentaram durante o período de 2 semanas após a conclusão das intervenções (%2 = 10,63, $p < .01$; rácio de incidência = .29, IC .13, .65 e %2 = 11,03, $p < .01$, respetivamente). Os comportamentos fisicamente não agressivos no grupo UC foram 2,3 vezes mais elevados do que no grupo TT (IC .66, 7,81).
Woods *et al.* (2005)	57 Participantes	Toque Terapêutico (TT) versus Cuidados Usuais (CU).	3 dias	Foi evidente uma mudança estatisticamente significativa no grupo TT quando comparado com o grupo UC, particularmente na frequência e intensidade dos sintomas comportamentais, o que demonstrou que o TT oferece uma diminuição clinicamente mais relevante nos sintomas comportamentais da demência. Tanto a inquietação, $t(36) = -2.435$, $P = .020$, como a vocalização, $t(36) = -2.261$, P -.030, melhoraram significativamente no grupo TT em comparação com o grupo UC.

QUADRO 1: RESUMO DOS ESTUDOS SOBRE INTERVENÇÕES NÃO MEDICAMENTOSAS PARA GERIR A AGITAÇÃO E OS SINTOMAS COMPORTAMENTAIS DA DEMÊNCIA

Gitlin *et al.* (2013)	60 Participantes (com 60 prestadores de cuidados)	8 sessões de Programa de Actividades Personalizadas (TAP) versus controlo em lista de espera	4 meses	As medidas de resultado incluíram ocorrências comportamentais, período de atividade, envolvimento e qualidade de vida em doentes com demência, juntamente com o carga objetiva e subjectiva e melhoria das competências dos prestadores de cuidados. Em comparação com os controlos, os prestadores de cuidados da intervenção TAP referiram uma redução da frequência de comportamentos estranhos (p = 0,010; d de Cohen = 0,72), especificamente para a sombra (p = 0,003, d de Cohen = 3,10) e o questionamento repetitivo (p = 0,23, d de Cohen = 1,22); maior envolvimento na atividade (p = 0,029, d de Cohen = 0,61. Menos cuidadores da intervenção TAP também relataram agitação (p = 0,014, d de Cohen = 0,75) ou argumentação (p = 0,010, d de Cohen = 0,77). Os benefícios para o prestador de cuidados incluíram menos horas a fazer coisas (p = 0,005, d de Cohen = 1,14) e estar de serviço (p = 0,001, d de Cohen = 1,01), maior domínio (p = 0,013, d de Cohen = 0,55), auto-eficácia (p = 0,011, d de Cohen = 0,74).

QUADRO 1: RESUMO DOS ESTUDOS SOBRE INTERVENÇÕES NÃO MEDICAMENTOSAS PARA GERIR A AGITAÇÃO E OS SINTOMAS COMPORTAMENTAIS DA DEMÊNCIA

Artigo	Participantes / Estudos	Intervenção(ões)	Duração	Resultado

QUADRO 1: RESUMO DOS ESTUDOS SOBRE INTERVENÇÕES NÃO MEDICAMENTOSAS PARA GERIR A AGITAÇÃO E OS SINTOMAS COMPORTAMENTAIS DA DEMÊNCIA

Artigo	Participantes / Estudos	Intervenção(ões)	Duração	Resultado
O'Connor *et al.* (2013)	64 Participantes	Óleo de lavanda 30% de alta pureza, neurofisiologicamente ativo, aplicado por via dérmica, versus óleo de controlo inativo (Jojoba).	Três exposições ao longo de um período de uma semana com um período de lavagem de quatro dias entre elas.	Primeiros 30 minutos após a exposição: Média (DP) para a Alfazema: Comportamento - 14,5 (10,8); Afeto Positivo - 7,0 (10,1); Afeto Negativo 0,9 (3,9), e para o Controlo: Comportamento 16,0 (10,4); Afeto positivo 6,4 (9,9); Afeto Negativo 1.0 (3.9). Segundos 30 minutos após a exposição: Média (DP) para Lavanda: Comportamento 14,4 (10,6); Afeto Positivo 6,7 (10,2); Afeto Negativo 0,7 (3,9) e para o Controlo: Comportamento 15,5 (10,7); Afeto Positivo 6,3 (9,6); Afeto Negativo 0,9 (3,8) O óleo de alfazema não mostrou efeitos benéficos significativos em relação ao óleo de controlo inativo no tratamento de comportamentos de agitação em pessoas com demência. A diminuição dos comportamentos agitados observada no grupo do óleo de alfazema foi considerada evidente antes da exposição à alfazema.
Livingston *et al.* (2014)	33 estudos	Musicoterapia; intervenções sensoriais; terapia da luz; formação em competências de comunicação; mapeamento dos cuidados com a demência; aromaterapia; terapia cognitivo-comportamental e terapia de estimulação exercício	Varia consoante a intervenção (de 30 minutos a 6 meses)	Os resultados da comparação das intervenções foram estimados utilizando tamanhos de efeito padronizados (SES) com intervalos de confiança de 95%. A formação do pessoal dos lares em competências de comunicação, cuidados centrados na pessoa e mapeamento dos cuidados à demência, com supervisão durante a implementação, foi significativamente eficaz na redução da agitação grave imediatamente (SES = 0,3-1,8) e até 6 meses depois (SES = 0,2-2,2). A intervenção sensorial e a musicoterapia também diminuíram a agitação geral. A aromaterapia, o exercício físico e a terapia com luz não mostraram qualquer eficácia significativa.

Abraha *et al.* (2017)	38 estudos secundários (extraídos de 142 Estudos primários).	Intervenções de estimulação sensorial; intervenções cognitivas/emocionais; e outras terapias (terapia de exercício, terapia assistida por animais)	Variável (até 12 meses)	Os resultados medidos foram (1) escalas multi-domínio (Inventário Neuropsiquiátrico (NPI), Escala de Avaliação Psiquiátrica Breve, BPRS), (2) escalas específicas para a agitação (Inventário de Agitação de Cohen-Mansfield, CMAI) e (3) escalas específicas para a depressão ou ansiedade (Escala de Cornell para a Depressão na Demência, CSDD). A musicoterapia demonstrou eficácia na redução da agitação (DMP, -0,49; IC 95% -0,82 a -0,17; p=0,003) e da ansiedade (DMP, -0,64; IC 95% -1,05 a -0,24; p=0,002). As técnicas de gestão comportamental em casa, as intervenções baseadas nos cuidadores ou a formação do pessoal em competências de comunicação, os cuidados centrados na pessoa ou o mapeamento dos cuidados com a demência, com supervisão durante a implementação, foram consideradas eficazes para a agitação sintomática e grave.
Vink *et al.* (2013)	91 Participantes	Intervenção musicoterapêutica comparada com actividades gerais do dia (recreativas)	4 meses	Ambas as intervenções resultaram numa diminuição da agitação a curto prazo. Embora a musicoterapia tenha reduzido muito mais o comportamento de agitação, a diferença não foi estatisticamente significativa (F = 2,885, p = 0,090) e desapareceu completamente após o ajuste para o estádio da Escala de Deterioração Global (F = 1,500; p = 0,222).

QUADRO 1: RESUMO DOS ESTUDOS SOBRE INTERVENÇÕES NÃO MEDICAMENTOSAS PARA GERIR A AGITAÇÃO E OS SINTOMAS COMPORTAMENTAIS DA DEMÊNCIA

Artigo	Participantes / Estudos	Intervenção(ões)	Duração	Resultado

QUADRO 1: RESUMO DOS ESTUDOS SOBRE INTERVENÇÕES NÃO MEDICAMENTOSAS PARA GERIR A AGITAÇÃO E OS SINTOMAS COMPORTAMENTAIS DA DEMÊNCIA

Artigo	Participantes / Estudos	Intervenção(ões)	Duração	Resultado
Jutkowitz *et al.* (2016)	19 estudos (3.566 participantes)	Mapeamento dos cuidados com a demência (DCM); Cuidados centrados na pessoa (PCC); Protocolos clínicos para reduzir a utilização de medicamentos antipsicóticos e outros psicotrópicos; e Cuidados orientados para as emoções.	Variável (2 semanas a 20 meses)	DCM (diferença média padronizada -0,12, intervalo de confiança (IC) de 95% = -0,66 a 0,42), PCC (diferença média padronizada -0,15, IC 95% = -0,67 a 0,38) e Protocolos para reduzir o uso de antipsicóticos e outros psicotrópicos (diferença média do Inventário de Agitação de Cohen-Mansfield -4,5, IC 95% = -38,84 a 29,93). A força da evidência é insuficiente para concluir que as técnicas ou intervenções de gestão comportamental são mais eficazes do que os cuidados habituais na melhoria da agitação e da agressão em populações com demência.
Acharya *et al.* (2015)	23 participantes	Terapia electroconvulsiva (ECT)		As medidas de resultados incluíram o Inventário de Agitação de Cohen-Mansfield (CMAI) - forma curta, o Inventário Neuropsiquiátrico (NPI) - versão para o domicílio, a Escala de Cornell para a Depressão na Demência (CSDD) e a Escala de Impressão Clínica Global (CGI) no início, durante e após as sessões de ECT e nas 72 horas anteriores à alta. As análises de regressão revelaram uma diminuição significativa da linha de base para a alta no CMAI ($F(4, 8) = 13,3$; $p=0,006$) e no NPI ($F(4, 31) = 14,6$; $p<0,001$). Não se registaram alterações estatisticamente significativas nas pontuações do CSDD. As pontuações CGI em média mudaram de uma classificação de "marcadamente agitado/agressivo" na linha de base para "limítrofe agitado/agressivo" na alta.

Yang *et al.* (2015)	186 participantes	Intervenções de Aroma-acupressão (A- a) e Aromaterapia (A) versus grupo de controlo.	4 semanas	As diferenças na agitação foram avaliadas utilizando a escala do Inventário de Agitação de Cohen-Mansfield (CMAI) e o índice de Variabilidade da Frequência Cardíaca (HRV). As pontuações do CMAI foram significativamente mais baixas nos grupos da aroma-acupressão e da aromaterapia em comparação com o grupo de controlo nas avaliações pós-teste e pós-três semanas. Com base na HRV e no CMAI, a aroma-acupressão mostrou uma melhor melhoria na redução da agitação, na inibição do sistema nervoso simpático e na ativação do sistema nervoso parassimpático em comparação com a aromaterapia. ***Grupo: Pré-teste Média+/-SD Pós-teste Média Pós 3 semanas P(IC 95%) P val.*** *Grupo A-a (n = 56) 54,58 ± 11,0143 ,24 ± 10,0051 ,21 ± 11,951 6,74(13,71-19,77) 0.00** *Grupo A (n = 73) 41,81 ± 7,8941 ,08 ± 8,24 39,80 ± 7,274 ,01(1,19-6,83) 0.01** *Grupo de controlo (n = 57) 37,68 ± 4,1241 ,72 ± 5,0842 ,13 ± 5, 53referência* *Tempo* *Post-test3.96(2.22-5.71) <0.01* *Após 3 semanas4 ,39(2,64-6,13) <0.01*

APÊNDICE A

QUADRO 2: RESUMO DOS ESTUDOS SOBRE INTERVENÇÕES MEDICAMENTOSAS PARA GERIR A AGITAÇÃO E OS SINTOMAS COMPORTAMENTAIS DA DEMÊNCIA

Artigo	Participantes / Estudos	Intervenção(ões)	Duração	Resultado
Ballard *et al.* (2008)	165 Participantes	Continuar o tratamento com neurolépticos durante 12 meses ou mudar para placebo.	12 meses	Sintomas neuropsiquiátricos avaliados com o Inventário Neuropsiquiátrico (NPI). Aos 6 meses: Não houve diferença significativa entre os grupos de tratamento continuado e placebo. A alteração média estimada nas pontuações da SIB (Severe Impairment Battery) entre a linha de base e os 6 meses mostrou uma diferença média estimada na deterioração (a favor do placebo) de -0,4 (intervalo de confiança de 95% [IC] -6,4 a 5,5), ajustada para o valor da linha de base (p = 0,9). Relativamente aos sintomas neuropsiquiátricos, a diferença média estimada na deterioração (a favor da continuação do tratamento) foi de 2,4 (IC 95% -8,2 a 3,5), ajustada para o valor basal (p = 0,4). Aos 12 meses: diferença clinicamente importante mas não estatisticamente significativa entre os grupos de tratamento continuado e placebo na alteração média estimada nas pontuações SIB entre a linha de base e os 12 meses. Diferença média estimada na deterioração (favorecendo o placebo) 8,4 (IC 95% -18,6 a 1,7), ajustada para o valor basal (p % 0,1). Para o NPI, houve uma diferença significativa entre os grupos de tratamento continuado e placebo na alteração média estimada das pontuações do NPI entre a linha de base e os 12 meses, com uma deterioração de 11,4 pontos (DP 17,7) para o grupo placebo em comparação com uma deterioração de 1,4 (DP 22,1) para o grupo de tratamento continuado. Diferença média estimada na deterioração (favorecendo a continuação do tratamento) 10,9 (IC 95% 20,1 a 1,7), ajustada para o valor da linha de base (p % 0,02).

QUADRO 2: RESUMO DOS ESTUDOS SOBRE INTERVENÇÕES MEDICAMENTOSAS PARA GERIR A AGITAÇÃO E OS SINTOMAS COMPORTAMENTAIS DA DEMÊNCIA

Artigo	Participantes / Estudos	Intervenção(ões)	Duração	Resultado
Rappaport *et al.* (2009)	129 Participantes	Aripiprazol IM (5 mg, 10 mg ou 15 mg) versus placebo IM.	24 horas	As análises de eficácia efectuadas incluíram as pontuações da Positive and Negative Syndrome Scale-Excited Component (PEC), AgitationCalmness Evaluation Scale (ACES), Clinical Global Impressions- Severity of Illness (CGI-S), e Clinical Global Impressions- Improvement (CGI-I). As pontuações PEC mostraram maiores melhorias na agitação com o aripiprazol 10 mg e 15 mg IM em comparação com o placebo IM. A pontuação média CGI-I foi menor para os 3 grupos de dose de aripiprazol IM em comparação com o placebo IM. Em geral, registaram-se melhorias significativas nas escalas de classificação PEC, CGI-I, CGI-S e ACES com o aripiprazol IM em comparação com o placebo IM Do mesmo modo, foram notificados mais efeitos adversos (EA) com o aripiprazol IM (50% a 60%) do que com o placebo IM (32,0%), mas mais de 90% foram de gravidade ligeira ou moderada.

QUADRO 2: RESUMO DOS ESTUDOS SOBRE INTERVENÇÕES MEDICAMENTOSAS PARA GERIR A AGITAÇÃO E OS SINTOMAS COMPORTAMENTAIS DA DEMÊNCIA

Artigo	Participantes / Estudos	Intervenção(ões)	Duração	Resultado
Cakir e Kulaksizoglu (2008)	16 Participantes	Mirtazapina (15mg a 30mg)	12 semanas	As alterações nas pontuações do Cohen-Mansfield Agitation Inventory-Short form (CMAI-SF) e da escala de impressão de gravidade (CGI-S) com perfil de tolerabilidade-segurança foram as medidas de resultados primários e secundários, respetivamente. Melhoria estatisticamente significativa entre a linha de base e a 12ª semana nas pontuações CGI-S e CMAI-SF ($p < 0,001$). A alteração média no CMAI-SF foi de - 11,0 (DP ± 7,5) e - 2,0 (DP ± 0,9) no CGI-S, o valor de p foi $< 0,001$ em ambos. A mirtazapina demonstrou alguma eficácia no tratamento de doentes agitados com doença de Alzheimer. O perfil de efeitos secundários da mirtazapina inclui sedação, dores de cabeça, aumento do apetite (mas sem aumento de peso) e hipotensão ligeira.

QUADRO 2: RESUMO DOS ESTUDOS SOBRE INTERVENÇÕES MEDICAMENTOSAS PARA GERIR A AGITAÇÃO E OS SINTOMAS COMPORTAMENTAIS DA DEMÊNCIA

Artigo	Participantes / Estudos	Intervenção(ões)	Duração	Resultado
Wang *et al.* (2009)	22 Participantes	Prazocina versus Placebo	8 semanas	A Escala de Avaliação Psiquiátrica Breve (BPRS) e o Inventário Neuropsiquiátrico (NPI) nas semanas 1, 2, 4, 6 e 8; e a Impressão Clínica Global de Mudança (CGIC) na semana 8 foram medidos. Os participantes que tomaram prazosina (dose média: 5,7 +/- 0,9 mg/dia) apresentam mais melhorias do que os que tomaram placebo (dose média: 5,6 +/1,2 mg/dia) no NPI (alteração média: -19 +/- 21 versus -2 +/- 15, chi = 6.32, df = 1, p = 0,012) e BPRS (alteração média: -9 +/- 9 versus -3 +/- 5, chi = 4,42, df = 1, p = 0,036) com base em modelos de efeitos mistos lineares e no CGIC (média: 2,6 +/- 1,0 versus 4,5 +/- 1,6, z = 2,57, p = 0,011 [teste de Mann-Whitney]). Os EAs notificados pelos grupos prazosina e placebo foram semelhantes.

QUADRO 2: RESUMO DOS ESTUDOS SOBRE INTERVENÇÕES MEDICAMENTOSAS PARA GERIR A AGITAÇÃO E OS SINTOMAS COMPORTAMENTAIS DA DEMÊNCIA

Artigo	Participantes / Estudos	Intervenção(ões)	Duração	Resultado

Lockhart et al. (2011)	6 estudos (1.393 Participantes)	Monoterapia com donepezil e memantina versus Placebo na gestão dos sintomas comportamentais e psicológicos da demência (BPSD)	24 semanas	As alterações absolutas na pontuação NPI foram comparadas com a pontuação NPI de base. Os resultados do NPI total medido mostraram que a BPSD demonstrou uma melhoria estatisticamente significativa com a monoterapia com donepezil dentro da sua indicação licenciada em comparação com o placebo [diferença média ponderada (WMD) no NPI -3,51, intervalo de confiança (IC) de 95% -5,75, -1,27]. Pelo contrário, não se registou uma diferença estatisticamente significativa entre a monoterapia com memantina utilizada no âmbito da sua licença em comparação com o placebo (WMD -1,65, 95% CI -4,78, 1,49). Além disso, a ADM em NPI para donepezil versus memantina favoreceu o donepezil, mas isso não foi estatisticamente significativo (-1,86, IC 95% -5,71, 1,99; p = 0,34).

QUADRO 2: RESUMO DOS ESTUDOS SOBRE INTERVENÇÕES MEDICAMENTOSAS PARA GERIR A AGITAÇÃO E OS SINTOMAS COMPORTAMENTAIS DA DEMÊNCIA

Artigo	Participantes / Estudos	Intervenção(ões)	Duração	Resultado

Fox *et al.* (2012)	153 Participantes	Memantina versus Placebo.	12 semanas	O resultado primário foi o Inventário de Agitação de Cohen-Mansfield (CMAI) a 6 semanas e os resultados secundários incluíram o CMAI a 12 semanas; sintomas neuropsiquiátricos (NPI) a 6 e 12 semanas, Alteração da Impressão Clínica Global (CGI-C), Mini Exame do Estado Mental Padronizado, Bateria de Deficiência Grave. Não houve diferença significativa no desfecho primário, CMAI de 6 semanas entre memantina e placebo (memantina inferior -3,0; -8,3 a 2,2, p=0,26); ou CMAI de 12 semanas; ou CGI-C ou eventos adversos em 6 ou 12 semanas. A diferença média de NPI favoreceu a memantina nas semanas 6 (-6,9; -12,2 a -1,6; p = 0,012) e 12 (-9,6; -15,0 a -4,3 p=0,0005). A memantina foi significativamente melhor do que o placebo para a cognição, mas não mostrou quaisquer benefícios significativos em relação ao placebo na melhoria da agitação em pessoas com DA.

QUADRO 2: RESUMO DOS ESTUDOS SOBRE INTERVENÇÕES MEDICAMENTOSAS PARA GERIR A AGITAÇÃO E OS SINTOMAS COMPORTAMENTAIS DA DEMÊNCIA

Artigo	Participantes / Estudos	Intervenção(ões)	Duração	Resultado

Herrmann *et al.* (2013)	369 Participantes	Eficácia da Memantina versus Placebo.	24 semanas	As pontuações totais do NPI e da Severe Impairment Battery (SIB) para o comportamento e a cognição, respetivamente, foram os resultados primários medidos. Outros parâmetros de avaliação incluíram a Impressão de Mudança Baseada em Entrevista com o Clínico, mais a Informação do Cuidador (CIBIC-Plus) e a pontuação total do Inventário de Agitação de Cohen-Mansfield (CMAI). Não houve diferenças estatisticamente significativas entre a memantina e o placebo na alteração média a partir da linha de base no NPI (p=0,42), SIB (p=0,60), ou em qualquer um dos resultados secundários medidos. O comportamento melhorou em ambos os grupos (pontuação total de alteração do NPI -3,90 ± 1,24 para a memantina e -5,13 ± 1,23 para o placebo).

QUADRO 2: RESUMO DOS ESTUDOS SOBRE INTERVENÇÕES MEDICAMENTOSAS PARA GERIR A AGITAÇÃO E OS SINTOMAS COMPORTAMENTAIS DA DEMÊNCIA

Artigo	Participantes / Estudos	Intervenção(ões)	Duração	Resultado

Li *et al.* (2016)	42 Participantes	Eficácia de 10 mg de memantina nos sintomas neuropsiquiátricos de doentes com formas ligeiras e moderadas a graves de demência fronto-temporal variante comportamental (bvFTD).	6 meses	Os parâmetros primários e secundários incluíram o Questionário do Inventário Neuropsiquiátrico (NPI-Q); as pontuações da Classificação Clínica de Demência (CDR); a Escala de Angústia do Inventário do Cuidador (NPI-D), o MMSE, a Avaliação Cognitiva de Montreal (MoCA) e as pontuações da Escala de Avaliação da Depressão de Hamilton (HAMD). Tanto na visita inicial como na visita final, não foram detectadas diferenças estatisticamente significativas nas pontuações NPI-D e HAMD. No entanto, após 6 meses de tratamento com memantina, o subgrupo de doentes com bvFTD moderada a grave apresentou uma melhoria significativa nas pontuações totais do NPI-Q (Z=-2,488, P=0,013) e melhorias nas subescalas de agitação (Z=-2,058, P=0,04) em comparação com as pontuações na consulta inicial. Em contraste, a memantina não causou alterações significativas em doentes com DFTL ligeira no que diz respeito à pontuação total do NPI-Q (14,50±2,82 na linha de base vs. 15,70±3,00 após 6 meses, P=0,192) ou às pontuações individuais das subescalas.
Trzepacz *et al.* (2013)	132 Participantes	Mibampator versus Placebo	12 semanas	Os parâmetros primários incluíram a subescala de 4 domínios A/A do Inventário Neuropsiquiátrico (NPI-4-A/A), e as medidas secundárias foram o Inventário de Agitação de Cohen-Mansfield, a Escala Cornell para a Depressão na Demência, o Inventário de Comportamento dos Sistemas Frontais (FrSBe) e a Escala de Avaliação Cognitiva da Doença de Alzheimer. Tanto o grupo do mibampator como o do placebo melhoraram no NPI-4-A/A. No entanto, entre os parâmetros secundários medidos, o mibampator foi significativamente melhor (p=.007) do que o placebo apenas no FrSBe. Ambos os grupos tiveram efeitos adversos semelhantes.

QUADRO 2: RESUMO DOS ESTUDOS SOBRE INTERVENÇÕES MEDICAMENTOSAS PARA GERIR A AGITAÇÃO E OS SINTOMAS COMPORTAMENTAIS DA DEMÊNCIA

Artigo	Participantes / Estudos	Intervenção(ões)	Duração	Resultado

Porsteinsson *et al.* (2014)	186 Participantes	Citalopram versus Placebo.	9 semanas	A subescala de agitação da Neurobehavioral Rating Scale (NBRS-A) de 18 pontos, o Alzheimer Disease Cooperative Study-Clinical Global Impression of Change (mADCS-CGIC) modificado, o Cohen-Mansfield Agitation Inventory (CMAI) e o Neuropsychiatric Inventory (NPI) foram alguns dos resultados medidos. O citalopram mostrou uma melhoria significativa em comparação com o placebo em todos os resultados medidos, incluindo o NPI total, exceto na subescala de agitação do NPI. A diferença de tratamento estimada pela NBRS-A na semana 9 (citalopram menos placebo) foi de -0,93 (IC 95%, -1,80 a -0,06), P = 0,04. Além disso, a mADCS-CGIC mostrou que 40% dos participantes com citalopram tiveram uma melhoria significativa em relação à linha de base, em comparação com 26% dos que receberam placebo, com um efeito de tratamento estimado (odds ratio [OR] de estar em ou melhor do que uma determinada categoria CGIC) de 2,13 (95% CI, 1,23-3,69), P = 0,01. Piora da cognição (-1,05 pontos; IC 95%, -1,97 a -0,13; P = 0,03) e o prolongamento do intervalo QT (18,1 ms; IC 95%, 6,1-30,1; P = 0,01) foram observados no grupo do citalopram.

QUADRO 2: RESUMO DOS ESTUDOS SOBRE INTERVENÇÕES MEDICAMENTOSAS PARA GERIR A AGITAÇÃO E OS SINTOMAS COMPORTAMENTAIS DA DEMÊNCIA

Artigo	Participantes / Estudos	Intervenção(ões)	Duração	Resultado

Cummings *et al.* (2015)	220 Participantes	Combinação do tratamento com dextrometorfanoquinidina versus placebo.	10 semanas	Os parâmetros de eficácia foram as alterações da linha de base nas pontuações totais do NPI. A análise combinando todos os participantes mostrou uma redução significativa das pontuações de Agitação/Agressão do NPI para o dextrometorfano-quinidina em comparação com o placebo (estatística z dos mínimos quadrados ordinários, -3,95; P<.001). Os EAs mais frequentemente notificados (>3% e superiores aos do placebo) foram quedas (8,6% vs 3,9%), diarreia (5,9% vs 3,1%), infeção do trato urinário (5,3% vs 3,9%) e tonturas (4,6% vs 2,4%) para o dextrometorfano-quinidina vs placebo, respetivamente.

REFERÊNCIAS

1. Prince M, Wimo A, Guerchet M, Ali G, Wu Y, Prina M. Relatório Mundial sobre Alzheimer 2015. O impacto global da demência. An analysis of prevalence, incidence, cost & trends [Uma análise da prevalência, incidência, custo e tendências]. Londres: Alzheimer's Disease International (ADI); 2015 agosto de 2015.

2. Associação As. Factos e números da doença de Alzheimer em 2014. Alzheimer & dementia: o jornal da Associação de Alzheimer. 2014;10(2):e47-92.

3. Hurd MD, Martorell P, Delavande A, Mullen KJ, Langa KM. Monetary costs of dementia in the United States (Custos monetários da demência nos Estados Unidos). N Engl J Med. 2013;368(14):1326-34.

4. Associação As. Factos e números da doença de Alzheimer em 2010. Alzheimer & dementia. 2010;6(2):158-94.

5. Ballard C, Lana MM, Theodoulou M, Douglas S, McShane R, Jacoby R, et al. Um ensaio aleatório, cego e controlado por placebo em doentes com demência que continuam ou deixam de tomar neurolépticos (ensaio DART-AD). PLoS Med. 2008;5(4):e76.

6. Casey DA. Pharmacotherapy of neuropsychiatric symptoms of dementia (Farmacoterapia dos sintomas neuropsiquiátricos da demência). P & T: um jornal revisado por pares para gerenciamento de formulários. 2015;40(4):284-7.

7. Lyketsos CG, Carrillo MC, Ryan JM, Khachaturian AS, Trzepacz P,

Amatniek J, et al. Neuropsychiatric symptoms in Alzheimer's disease. Alzheimer and Dementia. 2011;7(5):532-9.

8. Oliveira AMD, Radanovic M, Mello PCHD, Celestino DL, Forlenza OV, Buchain PC, et al. Intervenções não-farmacológicas para reduzir os sintomas comportamentais e psicológicos da demência: Uma revisão sistemática. BioMed Research International. 2015;2015.

9. Acharya D, Harper DG, Achtyes ED, Seiner SJ, Mahdasian JA, Nykamp LJ, et al. Segurança e utilidade da terapia electroconvulsiva aguda para a agitação e agressão na demência. Int J Geriatr Psychiatry. 2015;30(3):265-73.

10. Jakobson E, Avari J, Kalayam B. Non-pharmacologic interventions for treatment of agitation in dementia in nursing home residents. Am J Geriatr Psychiatry. 2015;23(3 SUPPL. 1):S139-S40.

11. Yang MH, Lin LC, Wu SC, Chiu JH, Wang PN, Lin JG. Comparação da eficácia da aroma-acupressão e da aromaterapia no tratamento da agitação associada à demência. BMC Complement Altern Med. 2015;15:93.

12. Hendriks SA, Smalbrugge M, Hertogh CMPM, van der Steen JT, Galindo-Garre F. From Admission to Death: Prevalência e evolução da dor, agitação e falta de ar, e tratamento destes sintomas em

Residentes de lares de idosos com demência. J Am Med Dir Assoc. 2015;16(6):475-81.

13. Gitlin LN, Kales HC, Lyketsos CG. Gestão não-farmacológica dos sintomas comportamentais na demência. JAMA - Journal of the American Medical Association. 2012;308(19):2020-9.

14. Ridder HM, Stige B, Qvale LG, Gold C. Musicoterapia individual para a agitação na demência: um ensaio exploratório aleatório controlado. Envelhecimento e saúde mental. 2013;17(6):667-78.

15. NICE. Tratamento da agressão, agitação e perturbações comportamentais na demência: preparações de valproato. Resumo das evidências: medicamentos não licenciados ou não autorizados. Instituto Nacional de Saúde e Excelência Clínica (ESUOM41), 2015.

16. Ayalon L, Gum AM, Feliciano L, Arean PA. Eficácia das intervenções não-farmacológicas para a gestão de sintomas neuropsiquiátricos em pacientes com demência: uma revisão sistemática. Arch Intern Med. 2006;166(20):2182-8.

17. Kales HC, Gitlin LN, Lyketsos CG. Gestão dos sintomas neuropsiquiátricos da demência em contextos clínicos: recomendações de um painel de peritos multidisciplinar. J Am Geriatr Soc. 2014;62(4):762-9.

18. Livingston G, Kelly L, Lewis-Holmes E, Baio G, Morris S, Patel N, et al. Intervenções não farmacológicas para a agitação na demência: revisão sistemática de ensaios controlados e aleatorizados. The British Journal of Psychiatry. 2014;205(6):436-42.

19. Passmore MJ, Gardner DM, Polak Y, Rabheru K. Alternatives to atypical antipsychotics for the management of dementia-related agitation. Drugs Aging. 2008;25(5):381-98.

20. Lichtwarck B, Selbaek G, Kirkevold, Rokstad AMM, Benth J, Myhre J, et al. TIME - Targeted interdisciplinary model for evaluation and treatment of neuropsychiatric symptoms: Protocolo para um ensaio híbrido aleatório de eficácia-implementação em grupo. BMC Psychiatry. 2016;16(1).

21. Abraha I, Rimland JM, Trotta FM, Dell'Aquila G, Cherubini A, Cruz-Jentoft A, et al. Revisão sistemática de revisões sistemáticas de intervenções não farmacológicas para tratar distúrbios comportamentais em pacientes idosos com demência. a série SENATOR-OnTop. BMJ Open. 2017;7(3).

22. Cohen-Mansfield J, Jensen B, Resnick B, Norris M. Knowledge of and attitudes toward nonpharmacological interventions for treatment of behavior symptoms associated with dementia: a comparison of physicians, psychologists, and nurse practitioners. Gerontologist. 2012;52(1):34-45.

23. Rapp MA, Mell T, Majic T, Treusch Y, Nordheim J, Niemann-Mirmehdi M, et al. Agitação em residentes de lares de idosos com demência (ensaio VIDEANT): efeitos de um ensaio de implementação de diretrizes, controlado e aleatorizado por grupos. J Am Med Dir Assoc. 2013;14(9):690-5.

24. Blythe SL, Chang E, Johnson A, Griffiths R. The efficacy of nurse implemented non-pharmacological strategies for the symptom management of

agitation in persons with advanced dementia living in residential aged care facilities: a systematic review. JBI library of systematic reviews. 2009;7(22):975-1003.

25. Cooke ML, Moyle W, Shum DH, Harrison SD, Murfield JE. A randomized controlled trial exploring the effect of music on agitated behaviours and anxiety in older people with dementia. Aging & mental health. 2010;14(8):905-16.

26. Jutkowitz E, Brasure M, Fuchs E, Shippee T, Kane RA, Butler M, et al. Care-Delivery Interventions to Manage Agitation and Aggression in Dementia Nursing Home and Assisted Living Residents: A Systematic Review and Metaanalysis. J Am Geriatr Soc. 2016;64(3):477-88.

27. Lin PWK, Ng BFL, Chan WC, Lam LCW. Eficácia da aromaterapia (Lavandula angustifolia) como intervenção para comportamentos agitados em idosos chineses com demência: A cross-over randomized trial. Int J Geriatr Psychiatry. 2007;22(5):405-10.

28. Van Der Ploeg ES, Eppingstall B, Runci SJ, O'Connor DW, Camp CJ, Taffe J. Um ensaio cruzado aleatório para estudar o efeito da interação personalizada e individual utilizando actividades baseadas em Montessori na agitação, afeto e envolvimento em residentes de lares de idosos com demência. Int Psychogeriatr. 2013;25(4):565-75.

29. Van Vracem M, Spruytte N, Declercq A, Van Audenhove C. Agitação na demência e o papel das intervenções espaciais e sensoriais: experiências de

cuidadores profissionais e familiares. Scand J Caring Sci. 2016;30(2):281-9.

30. Hawranik P, Johnston P, Deatrich J. Therapeutic touch and agitation in individuals with Alzheimer's disease. West J Nurs Res. 2008;30(4):417-34.

31. Woods DL, Craven RF, Whitney J. The effect of therapeutic touch on behavioral symptoms of persons with dementia (O efeito do toque terapêutico nos sintomas comportamentais de pessoas com demência). Altern Ther Health Med. 2005;11(1):66.

32. Lin LC, Yang MH, Kao CC, Wu SC, Tang SH, Lin JG. Utilização de acupressão e actividades baseadas em Montessori para diminuir a agitação de residentes com demência: um ensaio cruzado. J Am Geriatr Soc. 2009;57(6):1022-9.

33. Raglio A, Bellelli G, Traficante D, Gianetti M, Ubezio MC, Villani D, et al. Eficácia da musicoterapia no tratamento dos sintomas comportamentais e psiquiátricos da demência. Alzheimer Dis Disord Assoc Disord. 2008;22(2): 158-62.

34. Sung HC, Chang AM. Utilização de música preferida para diminuir comportamentos agitados em idosos com demência: uma revisão da literatura. J Clin Nurs. 2005;14(9):1133-40.

35. Gitlin LN, Winter L, Burke J, Chernett N, Dennis MP, Hauck WW. Actividades personalizadas para gerir comportamentos neuropsiquiátricos em

pessoas com demência e reduzir a carga do prestador de cuidados: um estudo piloto aleatório. Am J Geriatr Psychiatry. 2008;16(3):229-39.

36. Koulivand PH, Khaleghi Ghadiri M, Gorji A. Lavanda e o sistema nervoso. Complemento Alternativo à Medicina Baseada em Evidências. 2013;2013:681304.

37. O'Connor DW, Eppingstall B, Taffe J, van der Ploeg ES. Um ensaio aleatório, controlado e cruzado de óleo de lavanda (Lavandula angustifolia) aplicado por via dérmica como tratamento do comportamento agitado na demência. BMC Complement Altern Med. 2013;13:315.

38. Jain NL, Ehwarieme R, Kusz HG. Problemas comportamentais relacionados com a demência: quando menos pode fazer mais na gestão de um paciente difícil. J Am Geriatr Soc 2015;63 (Suplemento S1): S240.

39. Ray KD, Mittelman MS. Musicoterapia: A nonpharmacological approach to the care of agitation and depressive symptoms for nursing home residents with dementia. Dementia (Londres, Inglaterra). 2015.

40. Vink AC, Slaets JPJ, Zuidersma M, De Jonge P, Boersma F, Zuidema SU. O efeito da musicoterapia em comparação com actividades recreativas gerais na redução da agitação em pessoas com demência: Um ensaio aleatório controlado. Int J Geriatr Psychiatry. 2013;28(10):1031-8.

41. Janzen S, Zecevic AA, Kloseck M, Orange JB. Managing agitation using

nonpharmacological interventions for seniors with dementia. Am J Alzheimers Dis Other Demen. 2013;28(5):524-32.

42. Abraha I, Rimland JM, Lozano-Montoya I, Dell'Aquila G, Velez-Diaz-Pallares M, Trotta FM, et al. Terapia de presença simulada para a demência. A base de dados Cochrane de revisões sistemáticas. 2017;4:Cd011882.

43. Cohen-Mansfield J, Juravel-Jaffe A, Cohen A, Rasooly I, Golander H. Prática dos médicos e familiaridade com o tratamento da agitação associada à demência em lares de idosos israelitas. Int Psychogeriatr. 2013;25(2):236-44.

44. Kverno KS, Black BS, Nolan MT, Rabins PV. Investigação sobre o tratamento dos sintomas neuropsiquiátricos da demência avançada com estratégias não farmacológicas, 1998-2008: uma revisão sistemática da literatura. Int Psychogeriatr. 2009;21(5):825-43.

45. Eapcnet.eu. Recomendações sobre cuidados paliativos e tratamento de pessoas idosas com doença de Alzheimer e outras demências progressivas. Associação Europeia de Cuidados Paliativos; 2013.

46. Van Der Steen JT, Hertogh CM, De Boer ME, Francke AL, Junger S, Radbruch L, et al. Livro Branco sobre a definição de cuidados paliativos óptimos em pessoas idosas com demência: A Delphi study and recommendations from the European Association for Palliative Care. Palliat Med. 2014;28(3):197-209.

47. Hendriks SA, Smalbrugge M, Hertogh CMPM, Van Der Steen JT. Morrer

com demência: Symptoms, treatment, and quality of life in the last week of life. J Pain Symptom Manage. 2014;47(4):710-20.

48. Food & Drug Administration. Comunicação da FDA sobre segurança de medicamentos: Revised recommendations for Celexa (citalopram hydrobromide) related to a potential risk of abnormal heart rhythms with high doses. Administração de Alimentos e Medicamentos dos EUA. 2012.

49. Porsteinsson AP, Drye LT, Pollock BG, Devanand DP, Frangakis C, Ismail Z, et al. Effect of citalopram on agitation in Alzheimer disease: the CitAD randomized clinical trial. JAMA. 2014;311(7):682-91.

50. Rappaport SA, Marcus RN, Manos G, Oren DA, McQuade RD. A Randomized, Double-Blind, Placebo-Controlled Tolerability Study of Intramuscular Aripiprazole in Acutely Agitated Patients With Alzheimer's, Vascular, or Mixed Dementia. J Am Med Dir Assoc. 2009;10(1):21-7.

51. Seitz DP, Gill SS, Herrmann N, Brisbin S, Rapoport MJ, Rines J, et al. Tratamentos farmacológicos para sintomas neuropsiquiátricos de demência em cuidados de longa duração: uma revisão sistemática. Int Psychogeriatr. 2013;25(2):185-203.

52. Schneider LS, Dagerman KS, Insel P. Risk of death with atypical antipsychotic drug treatment for dementia: meta-analysis of randomized placebo-controlled trials. JAMA. 2005;294(15):1934-43.

53. Gill SS, Bronskill SE, Normand SL, Anderson GM, Sykora K, Lam K, et al. Antipsychotic drug use and mortality in older adults with dementia. Ann Intern Med. 2007;146(11):775-86.

54. Herrmann N, Lanctot KL. Os antipsicóticos atípicos causam acidentes vasculares cerebrais? CNS drugs. 2005;19(2):91-103.

55. Jalbert JJ, Eaton CB, Miller SC, Lapane KL. Antipsychotic use and the risk of hip fracture among older adults afflicted with dementia. J Am Med Dir Assoc. 2010;11(2): 120-7.

56. Cakir S, Kulaksizoglu IB. A eficácia da mirtazapina em pacientes agitados com doença de Alzheimer: Um estudo piloto aberto de 12 semanas. Neuropsychiatr Dis Treat. 2008;4(5):963-6.

57. Wang LY, Shofer JB, Rohde K, Hart KL, Hoff DJ, McFall YH, et al. Prazosin for the treatment of behavioral symptoms in patients with Alzheimer disease with agitation and aggression. Am J Geriatr Psychiatry. 2009;17(9):744-51.

58. Lockhart IA, Orme ME, Mitchell SA. The efficacy of licensed-indication use of donepezil and memantine monotherapies for treating behavioural and psychological symptoms of dementia in patients with Alzheimer's disease: systematic review and meta-analysis. Dement Geriatr Cogn Dis Extra. 2011;1(1):212-27.

59. Fox C, Crugel M, Maidment I, Auestad BH, Coulton S, Treloar A, et al. Efficacy of memantine for agitation in Alzheimer's dementia: a randomised double-blind placebo controlled trial. PLoS One. 2012;7(5):e35185.

60. Herrmann N, Gauthier S, Boneva N, Lemming OM. Um ensaio randomizado, duplo-cego e controlado por placebo de memantina em uma amostra comportamentalmente enriquecida de pacientes com doença de Alzheimer moderada a grave. Int Psychogeriatr. 2013;25(6):919-27.

61. Li P, Quan W, Zhou Y-Y, Wang Y, Zhang H-H, Liu S. Eficácia da memantina nos sintomas neuropsiquiátricos associados à gravidade da demência frontotemporal variante comportamental: Um ensaio clínico de seis meses, aberto e auto-controlado. Exp Ther Med. 2016;12(1):492-8.

62. Trzepacz PT, Cummings J, Konechnik T, Forrester TD, Chang C, Dennehy EB, et al. Mibampator (LY451395) ensaio clínico randomizado para agitação/agressão na doença de Alzheimer. Int Psychogeriatr. 2013;25(5):707- 19.

63. Drye LT, Spragg D, Devanand DP, Frangakis C, Marano C, Meinert CL, et al. Alterações no intervalo QTc no ensaio aleatório citalopram for agitation in Alzheimer's disease (CitAD). PLoS One. 2014;9(6):e98426.

64. Ho T, Schantz O, Bies R, Pollock BG, Mulsant BH, Devanand DP, et al. R- and S-citalopram concentrations have differential effects on neuropsychiatric scores in elders with dementia and agitation. Br J Clin Pharmacol. 2016:784-92.

65. Cummings JL, Lyketsos CG, Peskind ER, Porsteinsson AP, Mintzer JE, Scharre DW, et al. Effect of Dextromethorphan-Quinidine on Agitation in Patients With Alzheimer Disease Dementia: A Randomized Clinical Trial. JAMA. 2015;314(12):1242-54.

66. Intra-Cellular Therapies, Inc. *ITI-007 para o tratamento da agitação em Pacientes com demência, incluindo a doença de Alzheimer.* (ClinicalTrials.gov National Library of Medicine (US), [Internet] Bethesda (MD), 2008. [Citado em 2017Abr10]. Availablefrom : https://clinicaltrials.gov/ct2/show/NCT02817906.

67. University of Sussex. in *A Pragmatic, Multi Centre, Double-blind, Placebo Controlled Randomised Trial to Assess the Safety, Clinical and Cost Effectiveness of Mirtazapine or Carbamazepine in Patients With Alzheimer's Disease (AD) and Agitated Behaviours* (ClinicalTrials.gov National Library of Medicine (US), [Internet] Bethesda (MD) (2008) [Cited 2017 Apr 2]. Disponível em: https://clinicaltrials.gov/ct2/show/NCT03031184.

68. Avanir Pharmaceuticals. em *um estudo de fase 3, multicêntrico, randomizado, duplo-cego e controlado por placebo para avaliar a eficácia, segurança e tolerabilidade do AVP-786 (bromidrato de deuterado [d6] - extrometorfano [d6-DM] / sulfato de quinidina [Q]) para o tratamento da agitação em pacientes com demência do tipo Alzheimer* (ClinicalTrials.gov National Library of Medicine (US), [Internet]. Bethesda (MD) (2017). [Citado em

2017 abr 10]. Disponível em: https://clinicaltrials.gov/ct2/show/NCT02442765.

69. Otsuka Pharmaceutical Co., Ltd. num *estudo multicêntrico, aleatório, duplo Ensaio cego, controlado por placebo, para avaliar a eficácia, segurança e tolerabilidade do aripiprazol no tratamento de pacientes com agitação associada à demência do tipo Alzheimer* (ClinicalTrials.gov National Library of Medicine (US), [Internet] Bethesda (MD) (2017). [Citado em 2017Abr10]. Availablefrom : https://clinicaltrials.gov/ct2/show/NCT02168920.

70. Acadia Pharmaceuticals Inc. em *um estudo duplo-cego, controlado por placebo para examinar a segurança e eficácia de Pimavanserin para o tratamento de agitação e agressão na doença de Alzheimer* (ClinicalTrials.gov National Library of Medicine (US), [Internet] Bethesda (MD), (2016). [Citado em 2017 Abr 5]. Disponível em: https://clinicaltrials.gov/ct2/show/NCT02992132.

71. van der Ploeg ES, Mbakile T, Genovesi S, O'Connor DW. O potencial dos voluntários para implementar intervenções não farmacológicas para reduzir a agitação associada à demência em residentes de lares de idosos. Int Psychogeriatr. 2012;24(11):1790-7.

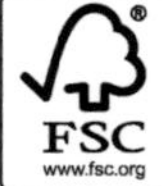

MIX
Papier aus verantwortungsvollen Quellen
Paper from responsible sources
FSC® C105338

Printed by Books on Demand GmbH, Norderstedt / Germany